PYRÉNÉES-ORIENTALES

EAUX MINÉRALES

DU BOULOU

ACIDULES — ALCALINES — FERRUGINEUSES
ARSÉNICALES

—

IDENTITÉ DE COMPOSITION ET D'ACTION
Avec celles des sources les plus importantes

DE VICHY

EMPLOYÉES

Avec la plus grande efficacité dans toutes les maladies
qui réclament l'emploi des eaux de VICHY

BOISSON — BAINS — DOUCHES

MONTPELLIER

IMPRIMERIE TYPOGRAPHIQUE DE GRAS

—

M DCCC LXIX

Te163

PYRÉNÉES-ORIENTALES

EAUX MINÉRALES

DU BOULOU

ACIDULES — ALCALINES — FERRUGINEUSES

ARSÉNICALES

—

IDENTITÉ DE COMPOSITION ET D'ACTION

Avec celles des sources lesplus importantes

DE VICHY

EMPLOYÉES

Avec la plus grande efficacité dans toutes les maladies
qui réclament l'emploi des eaux de VICHY

BOISSON — BAINS — DOUCHES

MONTPELLIER

IMPRIMERIE TYPOGRAPHIQUE DE GRAS

M DCCC LXIX

PRIX :

1 litre à la source, sans verre,		fr. 0,25 c.
1 id. avec verre,		0,45
1 caisse de 20 bouteilles,		10 »»
1 id. 30 id.		15 »»
1 id. 50 id.		24 »»

Emballage compris.

—

Prix de vente aux entrepôts :
0,60 centimes la bouteille, avec verre.

Nota. — Chaque bouteille est recouverte d'une étiquette et d'une capsule spéciales, comme garantie et pour éviter toute contrefaçon.

ANALYSES de M. le professeur Béchamp (1863-1869) et tableau comparatif de la composition des eaux du Boulou et de celle des principales sources de Vichy

COMPOSITION POUR UN LITRE

	BOULOU	Sᵗ-MARTIN	CLÉMENTINE	HAUTE-RIVE	CÉLESTINS	Gᵈᵉ-GRILLE	HÔPITAL
TEMPÉRATURE............	17° 5	19° 5	16° 5	15°	12°	41° 8	30° 8
Acide carbonique libre........	2 g. 34100	1 g. 5950	1 g. 7748	2 g. 183	1 g. 299	0 g. 908	1 g. 067
Bicarbonate de soude hydraté...	3 720	5 978	6 474	5 249	4 593	5 469	5 632
— de potasse........	0 089	0 208	0 199	0 208	0 254	0 386	0 483
— de strontiane......	»	»	»	0 003	0 006	0 003	0 005
— de baryte.........	0 003	»	»	»	»	»	»
— de lithine.........	traces	traces	traces	traces	»	»	»
— de chaux.......	1 475	0 341	1 021	0 486	0 786	0 488	0 641
— de magnésie.......	0 599	0 305	0 779	0 571	0 619	0 345	0 228
— de manganèse......	0 002	»	»	traces	traces	traces	traces
— de protoxyde de fer..	0 015	0 024	0 025	0 019	0 049	0 004	0 004
Sulfate de soude anhydre........	0 00408	0 006	0 0069	0 291	0 314	0 291	0 291
Phosphate de soude......	0 00114	traces	traces	0 046	traces	0 130	0 046
Arséniate de soude..	traces	traces	traces	0 002	0 003	0 002	0 002
Chlorure de sodium............	0 88063	1 071	1 1407	0 584	0 550	0 534	0 518
Alumine..	0 00130	0 004	0 004	»	»	»	»
Glucine.......	»	0 004	0 004	»	»	»	»
Acide nitrique.....	traces	»	»	»	»	»	»
— borique....	traces	»	»	traces	traces	traces	traces
— silicique	0 0785	0 052	0 068	0 071	0 065	0 070	0 050
Oxyde de cobalt, de nickel.	traces	traces	traces	»	»	»	»
— de cuivre.............	0 00015	traces	traces	»	»	»	»
Acides organiques volatiles.. ...	»	traces	traces	»	»	»	»
Matière organique fixe..........	traces	traces	traces	traces	traces	traces	traces
	9 g. 2097	9 g. 375	10 g. 6687	9 g. 663	8 539	8 630	8 967

GRAND ÉTABLISSEMENT

Presque entièrement construit à neuf

A 22 kilom. de Perpignan,
   16 — d'Amélie-les-Bains,
   28 — de Port-Vendres,
    8 — de Pertus (frontière d'Espagne),
   30 — de Figueras.

Le trajet de Perpignan au Boulou s'effectue dans moins de deux heures et demie, et celui d'Amélie au Boulou en une heure un quart. —Diligences d'Espagne et d'Amélie. — Chaises de poste.

Chambres isolées. — Appartements de maître. — Salons particuliers. — Table d'hôte très-bien servie. — Cuisine particulière pour les personnes qui veulent faire leur ordinaire. — Logements d'hiver. — Prix modérés. —Excursions agréables et faciles à Céret, Amélie-les-Bains, Arles-sur-Tech, au célèbre pont de Céret, Pertus, fort Bellegarde, Port-Vendres, etc., et en Espagne. — Approvisionnements faciles pour les familles qui veulent vivre en ménage.

Service médical parfaitement organisé.

Nota. — S'adresser pour les renseignements, pour l'envoi des eaux, pour arrêter les logements à l'avance, à M. Boubal, place d'Armes à Perpignan, ou au Gérant de l'établissement, au Boulou (par Perpignan).

« *Les eaux sont de la même famille que les eaux de Vichy.*
J'affirme que le midi de la France, les Pyrénées-Orientales
ont leur Vichy. »

« *Le Boulou portera dorénavant et à juste titre le nom de*
Vichy du Midi. »

« *Il est un fait constant, c'est que les malades supportent*
plus facilement les eaux du Boulou que celles de Vichy. »
(MONTPELLIER MÉDICAL, tom. X. — Analyse et mémoire
de M. Béchamp, professeur de chimie à la Faculté de
médecine de Montpellier.)

« *Les eaux du Boulou et de St-Martin-de-Fenouillar*
méritent sous tous les rapport de fixer l'attention des méde-
cins et d'une foule de malades qui peuvent se bien trouver de
ces eaux. » (ANGLADA, Traité des eaux minérales des Pyrénées, tom. II, 1833.)

« *Les Sources du Boulou sont remarquables entre toutes*
» *les eaux bicarbonatées sodiques. C'est surtout des sources*
» *ferrugineuses de Vichy qu'elles se rapprochent.* » (DURAND-
FARDEL, Traité thérapeutique des eaux minérales.)

« *Les eaux du Boulou sont des eaux alcalines de premier*
» *ordre, qui ont leur place à côté de celles de Vichy, et qui,*
» *de plus, se rapprochent des sources ferrugineuses.*» (CONS-
TANTIN JAMES, Guide aux eaux minérales.)

Personne ne conteste plus aujourd'hui l'efficacité des
eaux si justement célèbres de Vichy, dont la supériorité
sur toutes celles du même genre est suffisamment établie
par une longue expérience et par le nombre toujours
croissant des malades qui, tous les ans, viennent, des divers points de la France et de l'Europe, chercher et

obtenir, auprès de ces sources salutaires, la guérison de
maladies graves, opiniâtres, qu'elles demanderaient en
vain à d'autres eaux ou aux traitements les plus ration-
nels de la médecine ordinaire. Mais, tout le monde le sait,
à cause même de son immense et légitime réputation,
Vichy n'est plus accessible aujourd'hui qu'aux personnes
riches ou très-aisées, et, de plus, en raison de sa situation et de son climat, cette station thermale ne peut
être fréquentée que pendant trois mois au plus.

Les médecins et les malades regrettaient depuis longtemps que la France ne possédât pas, sur d'autres points,
des eaux de la même famille, offrant le même degré d'efficacité et présentant en outre des conditions chimaté-
riques telles, que les malades pussent s'y rendre en toute
saison. De l'avis des médecins et des chimistes les plus
compétents, le *Boulou* est destiné, par la nature de ses
eaux, par son climat et son admirable situation, à com-
bler avantageusement cette importante et si regrettable
lacune.

Nous espérons démontrer cette assertion, qui ressor-
tira plus solidement encore, aux yeux des médecins, du
mémoire que M. Béchamp, le savant professeur de chimie de la Faculté de médecine de Montpellier, a publié
en 1863, et de celui qu'il vient de publier sur trois de nos
principales sources.

Nous commencerons par parler succinctement de l'action de nos eaux.

ACTION

Comme cette notice est principalement destinée aux
personnes étrangères à la médecine, nous nous borne-

rons à donner une simple énumération des principales maladies pour lesquelles les eaux du Boulou peuvent être utilisées avec succès.

Il est malheureusement certain qu'on est trop disposé, nos jours, à attribuer à beaucoup d'eaux minérales, quelquefois insignifiantes, les propriétés les plus merveilleuses, les effets thérapeutiques les plus énergiques et très-souvent contradictoires. Les quatrièmes pages des journaux sont bien propres, nous le reconnaissons, à inspirer des doutes, trop souvent fondés, sur la véracité de ces prospectus pompeux, qui finissent par ébranler la confiance des médecins et des malades touchant l'efficacité des eaux minérales même dont la réputation est le plus méritée. Pour qu'on ne puisse pas nous accuser de faire ici un tableau de pure fantaisie, dressé uniquement pour les besoins de notre cause, nous nous bornerons à emprunter l'énumération des maladies au traitement desquelles les eaux du Boulou sont appliquées avec succès depuis des siècles, à un savant dont les médecins et les chimistes ne récuseront certainement pas le témoignage et dont les malades ne pourront pas suspecter la bonne foi. Nous copions *textuellement* cette énumération dans le grand ouvrage du professeur Anglada, publié en 1833, à une époque où personne encore ne songeait à exploiter les sources du Boulou, qui étaient alors la propriété du *public* et qui ne sont devenues une propriété particulière que longtemps après.

Voici donc ce que le savant et consciencieux professeur de Montpellier a écrit, touchant l'action thérapeutique des eaux du Boulou et de Saint-Martin-de-Fenouillar, d'après ses propres observations, celles de nombreux médecins du Roussillon, et notamment d'après celles de Massot, dont le nom est si honorablement connu dans le monde médical et dont la mémoire est encore si justement vénérée dans toute la Catalogne.

« *En vertu de leur caractère d'eaux ferrugineuses, ces* » *eaux partagent la puissance tonique et astringente dévolue* » *au principe ferrugineux. Comme telles, elles sont indiquées* » *pour combattre le relâchement des tissus, la faiblesse des* » *organes et l'asthénie, sous ses formes si variées. Elles inté-* » *ressent plus particulièrement le système sanguin, dont elles* » *stimulent les fonctions, en imprimant une impulsion utile* » *à l'hématose, soit dans les cas d'anémie, soit lorsque la* » *maladie a frappé d'asthénie une fonction réparatrice aussi* » *importante. Leur pouvoir excitant du système lympha-* » *tique se manifeste avec succès, ainsi que leur pouvoir diu-* » *rétique.*

» *On applique avec avantage ces eaux aux cas d'inappé-* » *tence, de dyspepsie, de langueur des organes digestifs, d'en-* » *gorgements viscéraux, dans l'aménorrhée ou rétention des* » *menstrues, dons les leucorrhées asthéniques, dans la chlo-* » *rose subordonnée à l'anémie, à la débilitation. On les em-* » *ploie utilement dans les longues convalescences, à la suite* » *des fièvres intermittentes, lorsqu'elles coïncident avec la* » *faiblesse et le relâchement ; dans les hydropisies, dans les* » *hémorrhagies passives, dans les diarrhées persévérantes et* » *asthéniques, dans le scorbut lui-même ; dans les vomisse-* » *ments chroniques, dans les catarrhes pulmonaires tenaces,* » *dans les catarrhes de la vessie, dans les obstructions viscé-* » *rales, dans l'ictère, dans les engorgements du foie, dans les* » *néphrites calculeuses passées à l'état chronique ; dans l'hy-* » *pochondrie se rattachant à des empâtements abdominaux,*

» *à des obstructions viscérales; dans les pollutions nocturnes;*
» *en un mot dans tous les cas où la faiblesse viendra s'asso-*
» *cier à une excitabilité modérée.* (ANGLADA, Traité des
» eaux minérales des Pyrénées, tome II, 1833.)

Massot aîné, dont l'expérience et l'habileté pratique
ont été si utiles à Anglada, dans ses recherches sur les
eaux sulfureuses, s'explique lui-même de la manière
suivante : « *Les eaux froides de Saint-Martin-de-Fenouil-*
» *lar réussissent dans les longues convalescences, entrete-*
» *nues par l'engouement des viscères. Elles ont rendu de*
» *grands services à la suite des fièvres intermittentes prolon-*
» *gées ; elles sont éminemment diurétiques, favorisent l'excré-*
» *tion des graviers et des matières sablonneuses et ont opéré.*
» *dans ce sens, de grands soulagements et des guérisons inat-*
» *tendues. Les embarras chroniques du foie et ceux de la*
» *rate ont été avantageusement guéris par elles.* » (TRAITÉ
D'ANGLADA, tom. II).

N'est-ce pas là, pouvons-nous dire avec M. le professeur Béchamp, *toute l'histoire clinique des eaux de Vichy?*

L'action des eaux du Boulou est *singulièrement* stimu-
lante des fonctions digestives et même, dans bien des cas,
des fonctions respiratoires ; elle est éminemment *fon-*
dante, résolutive, dépurative et *reconstituante.* Son efficacité est remarquable dans le traitement des engorgements viscéraux et même cutanés, de tous les flux chroniques ne dépendant pas de lésions organiques trop
profondes, des tumeurs et des dégénérescences stru-
meuses (scrofuleuses), des ulcères strumeux et scorbu-
tiques, accompagnés d'un certain degré de débilité ; de
la goutte, du rhumatisme goutteux ; des affections calculeuses des reins, du foie, des voies biliaires ; des en-

gorgements de la rate, du diabète sucré, de l'albuminu-
rie, des hépatites chroniques. Nous devons signaler,
d'une manière toute particulière l'efficacité de nos eaux
dans le traitement des engorgements de la prostate et,
par suite, des catarrhes vésicaux qui en dépendent si
souvent, et qui, dans ces cas, résistent en général à l'action pourtant si salutaire des eaux si justement célèbres de la Preste. Nous affirmons que nous ne connaissons
jusqu'à présent aucune eau minérale, aucun médica-
ment, qui exerce sur la prostate une action aussi marquée que celle des eaux du Boulou.

L'efficacité de ces eaux est encore très-remarquable
dans le traitement de certaines maladies de la peau, généralement très-opiniâtres, telles que les *psoriasis* invé-
térés, la *lepra vulgaris*, les eczémas chroniques, etc., dans
les engorgements de l'utérus. Enfin on les voit réussir dans
certaines maladies syphilitiques invétérées ou larvées, et
rendre ultérieurement efficace un traitement spécifique
impuissant ou même funeste auparavant. Les médecins de
nos contrées ont vu plus d'une fois, sous l'influence de
ces eaux employées à la fois en bains et en boissons, re-
paraître tout le triste cortége des symptômes de cette
affection, chez des sujets qui, à la suite d'un traitement
incomplet ou trop peu méthodique, s'en croyaient débar-
rassés depuis des années. Nous devons noter que nos
eaux produisent, dans un très-grand nombre de cas, des
poussées aussi remarquables que celles qu'on obtient par
l'usage des bains célèbres de Loëche.

Nous ferons observer que l'emploi de nos eaux doit,
en général, être proscrit ou du moins suspendu dans la
période aiguë de la plupart des maladies que nous venons

d'énumérer. Lorsqu'il y a un certain degré de fièvre, lorsque la fièvre est entretenue par une lésion organique d'une certaine gravité et, en particulier, par une lésion du poumon, du cœur ou des reins, les eaux du Boulou sont plus dangereuses qu'utiles. Il convient généralement d'en suspendre l'usage pendant les attaques de goutte, de colique néphrétique intense.

Ces observations seraient évidemment superflues si nous nous adressions exclusivement aux médecins. Ces préceptes comportent toutefois des exceptions dont les médecins peuvent et doivent seuls être juges. Ainsi, l'usage de nos eaux, par exemple, n'est pas toujours contre-indiqué dans certains cas d'hépatite aiguë. Dans tous les cas, il importe, pour atteindre le but et ne pas le dépasser, de proportionner l'impression produite par l'eau minérale à la susceptibilité des organes. On y parvient, soit en faisant varier les doses, soit en modifiant, en atténuant l'action de l'eau par une addition, suivant les cas, de lait, de tisane d'orge, d'avéna, d'eau de veau, de sirops divers.

Des analyses opérées sur de l'eau mise en bouteille depuis plus d'un an démontrent que nos eaux supportent le transport sans altération appréciable. Toutefois il est inutile de faire observer que leur action, ainsi que celle de toutes les eaux minérales, est toujours plus efficace à la source même qu'à distance.

MODES D'ADMINISTRATION

DOSES — DURÉE DU TRAITEMENT

Les eaux du Boulou sont administrées principalement en boisson. Elles le sont encore, suivant les cas, en bains,

douches, affusions, injections vaginales et rectales. Les
médecins qui envoient des malades au Boulou doivent leur
indiquer et leur prescrire *avec le plus grand soin* le mode
d'administration et les doses qui leur conviennent; ils ne
doivent pas oublier que les malades sont plus souvent,
trop souvent, disposés ici à aller au delà de leur prescriptions qu'à rester en deçà, surtout pour l'usage des eaux
en boisson. — Ce fait, malheureusement trop fréquent,
est dû à plusieurs causes: d'abord, nos eaux, surtout celles
de la source du *Boulou* et de la source *Clémentine,* par
leur fraîcheur si agréable, par la quantité énorme d'acide
carbonique libre qu'elles renferment, deviennent en peu
de jours pour beaucoup de malades, surtout pour les
enfants et les jeunes personnes, l'objet d'une passion
presque irrésistible, comparable à celle des buveurs d'ab-
sinthe ; en outre, la plupart des malades sont imbus de
cette idée funeste que trente ou quarante verres d'eau
absorbés en un jour équivalent à une dose pareille ingérée en cinq ou six jours. C'est là une erreur des plus
graves, contre laquelle les médecins ne sauraient trop
réagir et qui est accréditée ici par quelques habitants du
pays, robustes campagnards qui fréquentent le Boulou
et qui sont tout fiers lorsqu'ils peuvent se vanter d'avoir
bu quarante, soixante et jusqu'à cent verres d'eau en un
jour. Les malheureux ne savent pas qu'ils peuvent se
préparer ainsi une vieillesse prématurée et des plus pé-
nibles, par les désordres à peu près inévitables que ces
excès doivent provoquer à la longue du côté des reins et
dans la vessie ! Que penseraient-ils d'un homme qui leur
conseillerait de manger en un jour la quantité d'aliments
nécessaire pour les nourrir pendant une semaine ?

Nous affirmons ne connaître ni maladies, ni malades exigeant l'emploi de plus de huit à dix verres d'eau de grandeur moyenne en vingt-quatre heures. Ce sont même là des doses qui ne doivent être prescrites que rarement et presque jamais dépassées. En général, des doses de cinq, six ou huit verres (dix ou douze des verres que le gérant de l'établisssement tient à la disposition des malades) sont très-suffisantes. Beaucoup de malades, et de vrais malades, atteints de maladies graves et anciennes des voies digestives, obtiennent une guérison radicale sans dépasser la dose de six petits verres par jour, dose à laquelle ils n'arrivent que progressivement. — Les malades qui veulent retirer de l'usage de nos eaux des effets salutaires et durables doivent se décider à rester plusieurs heures par jour auprès des fontaines, à ne prendre l'eau que par demi-verres, ou même par tiers et quart de verre, répétés de quart d'heure en quart d'heure ou même de demi-heure en demi-heure. — C'est là un des meilleurs conseils que nous puissions leur donner.

Les eaux doivent être prises de préférence, le matin, de six à neuf heures, et, dans l'après-midi, de trois à six heures. Il est des malades qui en prennent à leurs repas, coupées avec du vin rouge ou blanc. Cet usage convient dans certains cas, mais il peut être nuisible dans d'autres. Sur ce point les malades doivent prendre l'avis de leur médecin.

Les eaux du Boulou, nous l'avons déjà dit, stimulent très-énergiquement les fonctions digestives. C'est là évidemment une de leurs propriétés les plus précieuses, mais qui peut devenir nuisible si les malades n'ont pas assez de prudence et de fermeté pour résister à leur appétit, surtout pendant les premiers jours. — On croit généralement que les eaux ne sont efficaces qu'à la condition de provoquer des effets purgatifs énergiques : c'est encore là une erreur des plus funestes, qui pousse à des excès dont la conséquence la moins fâcheuse est d'empêcher bien souvent une guérison ou un soulagement qui aurait pu être obtenu à l'aide de doses modérées.

La durée du séjour nécessaire pour un traitement complet est évidemment variable. La durée moyenne est de quinze à vingt jours, et il est très-rare que les médecins dépassent ces limites dans leurs prescriptions. Lorsque la guérison ou une amélioration suffisante ne sont pas obtenues au bout de vingt à vingt-cinq jours, une suspension du traitement est généralement utile et même nécessaire. La durée de cette suspension, très-variable elle-même, doit être en général d'un ou deux mois au moins.

L'établissement du Boulou est situé à 22 kilom. de Perpignan, sur la magnifique route d'Espagne, à l'entrée d'une gorge sinueuse et boisée, au pied d'une colline qui fait partie de l'un des contreforts des Pyrénées, une montagne des Albères, *la Picastella,* à l'extrémité sud de la vaste plaine du Boulou, en face du champ de bataille célèbre par la victoire que l'armée française, sous les ordres de Dugommier, remporta en 1794, et qui força l'armée espagnole, commandée par le brave général *La Union,* à repasser les montagnes. Deux rivières trèspoissonneuses, la *Romme* et le *Tech,* coulent à une très-petite distance. Les baigneurs peuvent, en moins d'une heure et demie, aller visiter le village de *Pertus* (frontière d'Espagne) et la forteresse si remarquable de *Bellegarde,* qui la domine, par une route des plus pittoresque, dont plusieurs sites ont été reproduits dans le *Tour du monde* par le crayon de notre grand dessinateur Gustave Doré, et qui est celle qu'ont parcourue les armées romaines et l'armée d'Annibal.

L'extrémité orientale de la chaîne des Pyrénées, moins connue encore des baigneurs et des touristes que l'extrémité occidentale, présente néanmoins une nature presque aussi belle et tout aussi variée que le reste de la chaîne. Cette région jouit, en outre, d'un climat beaucoup plus doux, et ce qui le prouve, c'est la végétation presque africaine qui s'y montre dans de splendides conditions. Les hivers y sont doux, et, quoique le Boulou se trouve à quelques kilomètres du Canigou, un des géants des Pyrénées, dont la cime est couverte de neige pendant une grande partie de l'année, jamais on n'y voit le thermomètre descendre aussi bas que dans le Béarn et dans le pays basque. Les orangers, qui poussent en pleine terre au fond de la gorge, à côté des sources, ont résisté aux froids exceptionnels de l'hiver de 1867-68. Sur cet emplacement privilégié, abrité contre tous les vents, s'élèvera, dans un avenir peu éloigné, un bâtiment composé d'une salle à manger, d'un salon de lecture, d'un salon de compagnie, d'une salle de jeu, où les baigneurs pourront, en hiver, passer toutes leurs journées dans un printemps continuel. Ce site est plus abrité qu'Amélie même, et personne n'ignore qu'Amélie est la seule station thermale sulfureuse permanente de l'Europe.

Le Boulou possède aujourd'hui quatre sources principales : la source du *Boulou*, la source de *Saint-Martin-de-Fenouillar*, la source *Clémentine* et la source appelée du *Milieu*. Les trois premières sont exclusivement employées en boisson ; la dernière est presque exclusivement réservée aux bains, aux douches, aux affusions. A cause de sa plus grande richesse en composés de fer, l'eau de cette dernière source est encore employée avec succès, concurremment avec celle des trois autres, dans le traitement de la chlorose, de l'anémie, de la leucorrhée, etc.

La source du Boulou et celle de Saint-Martin sont connues dans le pays depuis un temps immémorial. Déjà, au viiie siècle, et probablement même avant cette époque, elles jouissaient d'une grande réputation. On sait, en effet, qu'au viiie siècle le prieur des Bénédictins d'Arles-sur-Tech avait fait construire, à 500 mètres environ de ces sources, une *celle* où les moines atteints de maladies chroniques étaient envoyés pour faire usage de ces eaux *merveilleuses,* qui attiraient de nombreux malades de tous les points de la Catalogne.

La source de Saint-Martin, quoique sensiblement plus éloignée de la route que celle du Boulou, et malgré sa situation au fond d'une gorge étroite, sinueuse, couverte jusque dans ces dernières années de buissons épineux et de flaques d'eau stagnantes, était presque exclusivement fréquentée par les malades du pays, et il en était encore ainsi en 1833, lorsque Anglada fit l'analyse des eaux de cette partie des Pyrénées. Il y a vingt ans environ, quelques personnes, à la tête desquelles se trouvait un chimiste distingué de Perpignan, s'associèrent pour exploiter ces sources. Elles se bornèrent à capter et à utiliser la source du Boulou, en raison de sa proximité de la route, méconnaissant ainsi provisoirement la supériorité incontestable de la source de Saint-Martin, supériorité consacrée par l'expérience empirique, mais sûre, de plusieurs siècles. — Les nouveaux propriétaires, qui n'épargnent ni soins, ni dépenses pour mettre leur établissement à la hauteur des besoins et des exigences de notre époque, n'ont pas hésité à réparer cette faute regrettable. La source Saint-Martin a été captée ; la source Clémentine a été découverte, très-convenablement aménagée, et il suffit de jeter un coup d'œil sur la composition des eaux de cette nouvelle source pour en saisir l'importance, pour comprendre la valeur du rôle qu'elle est appelée à jouer.

Les eaux de la source Clémentine (la plus abondante des quatre) l'emportent sensiblement en richesse minérale sur les sources les plus remarquables de Vichy, et il en est de même de celle de Saint-Martin. En effet, en nous bornant à considérer le bicarbonate de soude, nous voyons qu'un litre d'eau de la source Clémentine en contient 6 grammes et demi ; un litre de St-Martin, près de 6 grammes ; tandis que la source des *Célestins*, la plus minéralisée de Vichy, n'en contient que 5 gr. 103.

Les quatre sources que possède actuellement le Boulou peuvent suffire amplement aux besoins d'une très-nombreuse clientèle et à une grande exportation. Toutefois les propriétaires pourront, quand ils le voudront, décupler leur richesse hydrominérale. Telle est l'opinion

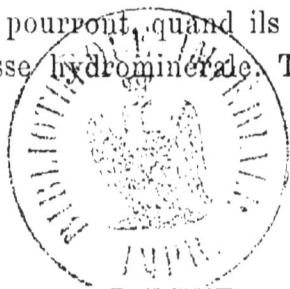

2

de M. François, le célèbre inspecteur général des établissements thermaux, la plus grande autorité de notre époque pour toutes les questions d'hydrologie minérale.

Les eaux du Boulou ont, de tout temps, attiré l'attention des chimistes, même à une époque où les eaux minérales étaient loin d'avoir acquis, aux yeux des médecins et des malades, l'importance légitime qu'elles ont aujourd'hui. Déjà analysées, en 1759, par Carrère, elles l'ont été, en 1816, par les docteurs *Jones* et *Bergman,* et, en 1840, par Bérard, professeur à la faculté de Montpellier. Ces médecins et ces chimistes les ont tous signalées comme offrant une composition des plus remarquables. Ces eaux ont été l'objet d'un travail spécial, et des plus importants, de la part du célèbre Anglada, qui, dans son grand ouvrage sur *les Eaux des Pyrénées,* leur consacre un long chapitre spécial, et qui les considère comme analogues et préférables à celles de *Spa,* qui jouissent d'une si juste célébrité : « *Je ne doute pas,* dit-il, *que ces eaux n'obtiennent un juste crédit dans l'estime de nos médecins et d'une foule de malades..... Sous tous les rapports, elles sont bien dignes de fixer leur attention.* »

Dans son traité si justement estimé de la *Thérapeutique des eaux minérales,* M. Durand-Fardel, le savant inspecteur de Vichy, qui ne connaissait encore que l'analyse forcément incomplète d'Anglada (1833), s'exprime ainsi au sujet des eaux du Boulou et de Saint-Martin : « *Ces deux sources sont, comme on le voit, remarquables entre toutes les eaux bicarbonatées sodiques. C'est surtout des sources ferrugineuses de Vichy qu'elles se rapprochent.* »

L'analyse remarquable des eaux de la source du Boulou, exécutée en 1863 par M. Béchamp, avait déjà permis

de conclure non-seulement à l'analogie, mais à l'identité
à peu près absolue de ces eaux et de celles des sources
les plus importantes de Vichy ; déjà on pouvait même
affirmer, à certains égards, et à l'exemple de ce savant
chimiste, la supériorité de nos eaux sur ces dernières,
supériorité qui n'est pas douteuse depuis longtemps pour
les médecins qui ont pu en étudier les effets thérapeutiques. De son analyse de 1863, M. Béchamp avait pu tirer
rigoureusement les conclusions que nous avons rappor-
tées (page 5), et il avait été amené à affirmer la supériorité de nos eaux, non-seulement en raison de leur composition chimique, mais aussi en se basant sur ce fait
capital, qu'il a pu constater lui-même bien des fois, que
« *les malades supportent plus facilement les eaux du Boulou
que celles de Vichy,* et sur la présence de l'*oxyde de cuivre
et de la baryte, éléments d'une grande activité que ces dernières ne contiennent pas.* »

Ces conclusions acquièrent aujourd'hui un nouveau
degré de force, par suite des résultats presque inespérés
des deux nouvelles analyses du savant professeur de
Montpellier. Dans un mémoire publié dans le *Montpellier
médical* (juin 1869), après avoir exposé les principaux
résultats de ses recherches, M. Béchamp conclut en ces
termes :

« *Voici les quantités de bicarbonates réels qu'il faut in-
scrire dans le tableau de la composition de ces sources :*

		Clémentine.	St-Martin.
Bicarbonate de soude		6 gr. 474	5 gr. 978
—	de potasse	0 — 199	0 — 208
—	de chaux	1 — 021	0 — 941
—	de magnésie	0 — 779	0 — 305
—	protoxyde de fer	0 — 025	0 — 024

« *Les choses étant présentées ainsi, le médecin a une idée*
» *bien plus nette des quantités réelles de matière que l'eau*
» *contient.*

» *On voit combien les deux nouvelles sources sont puis-*
» *samment minéralisées. Il n'y a pas, à Vichy, une seule*
» *source qui, sous ce rapport, puisse être comparée aux deux*
» *nouvelles sources dont je viens de résumer les analyses,*
» *puisque les plus riches en carbonates de soude, les sources*
» *Lucas, Hôpital, Célestins, n'en contiennent à l'état sup-*
» *posé anhydre que 5 gr. 0004 — 5 gr. 029 — 5 gr. 103.* »

Pour se convaincre de la légitimité des conclusions
que M. Béchamp a tirées de ses recherches de 1863 et de
1869, il suffit de jeter un coup d'œil sur le tableau comparatif que nous donnons au début de cette notice. A la
vérité, dans l'état actuel de la science, il n'est pas toujours possible de conclure *à priori* et avec certitude de
l'identité de composition de deux eaux minérales à celle
de leur action thérapeutique. Mais ici l'observation clinique avait depuis longtemps confirmé et confirme de
plus en plus les déductions de l'analyse chimique. « L'ob-
» servation empirique avait ici devancé les faits qu'une
» analyse bien faite pouvait faire prévoir (1). Mais main-
» tenant il faut espérer que ces conclusions recevront de
» plus en plus une consécration éclatante, et que le Bou-

---

(1) Le savant et si regrettable professeur Ribes, originaire des
environs du Boulou, avait la plus haute idée de la valeur thérapeutique des eaux du Boulou et de Saint-Martin, dont il avait pu
constater lui-même l'efficacité. C'est sur ses instances réitérées que
les propriétaires actuels se décidèrent, en 1863, à prier M. le professeur Béchamp d'en faire l'analyse et à consacrer un capital considérable à la construction d'un grand et bel établissement.

» lou portera dorénavant, et à juste titre, le nom de
» *Vichy du Midi.* » (BÉCHAMP, *loc. cit.*)

Si la source du *Boulou* contient moins de bicarbonate
de soude que certaines sources de Vichy, elle est, en re-
vanche, plus riche en certains autres éléments : en chaux,
en chlore, en acide carbonique, en magnésie, et générale-
lement en oxyde de fer. D'un autre côté, nous l'avons déjà
vu, les sources de Saint-Martin et Clémentine contiennent, au contraire, plus de bicarbonate de soude que les
sources les plus riches de Vichy.

« La grande quantité d'acide carbonique libre que
» renferment les eaux du Boulou les rend spécialement
» d'une digestion plus facile que celles de Vichy (1) et
» contribue sans doute, par là, à une plus grande activité
» de leurs éléments médicateurs. Notons, enfin, qu'elles
» contiennent deux principes d'une grande activité,
» l'oxyde de cuivre et la baryte, que ne contient pas l'eau
» de Vichy, auxquels se surajoute l'arsenic, dont la
» quantité est cependant moindre que dans celle-ci.

» Si nous notons que les malades supportent facile-
» ment de très-grandes quantités d'eau, que j'en ai vu
» qui pouvaient en absorber, dans la journée, un volume
» qui n'est pas moindre de dix litres (2), nous voyons

(1) L'agréable fraîcheur de nos eaux contribue probablement aussi
pour une bonne part à ce résultat.

(2) Ces faits, quelque étonnants qu'ils soient, sont d'une rigoureuse
exactitude. Nous pourrions même citer des habitués du Boulou qui
absorbent sans inconvénient (du moins immédiats) des quantités
d'eau bien plus grandes encore. Il est certainement inutile de faire
observer que de pareils excès ne sont jamais le résultat des prescriptions du médecin de l'établissement ni d'aucun médecin. Les buveurs

» que le poids des sels ingérés peut atteindre 60 et 65
» grammes, qui contiennent au moins 1 miligramme
» d'oxyde de cuivre et plus d'un centigramme de baryte,
» 1 centigramme d'oxyde de manganèse et presque 1 dé-
» cigramme d'oxyde de fer. Certes, ce sont là des pro-
» portions de matières actives que l'on rencontre dans
» bien peu d'eaux minérales et avec lesquelles le mé-
» decin doit compter. » (BÉCHAMP, *loc. cit.*)

Ces citations, empruntées à l'éminent professeur de
Montpellier, nous dispensent d'entrer dans de plus longs

---

dont parle M. Béchamp sont de ceux, malheureusement en trop grand
nombre, qui croient pouvoir compenser, par une grande quantité
d'eau ingérée en quelques jours, l'effet si salutaire d'un séjour con-
venablement prolongé aux stations thermales. — Il est toutefois
bien digne de remarque (et nous ne saurions trop appeler l'attention des médecins sur ce fait *certain*, quoique difficilement expli-
cable) que *jamais* on n'a observé au Boulou, même chez les im-
prudents qui consomment jusqu'à soixante et quatre-vingts verres
d'eau par jour, aucun de ces accidents cérébraux qui, à Vichy,
font d'assez nombreuses victimes, sous l'influence de doses bien
inférieures. M. le docteur C..., doué d'un tempérament sanguin
très-prononcé, d'une constitution sensiblement apoplectique et
sujet à de fréquentes congestions du cerveau, frappé de ce fait qui
lui était signalé par des médecins des environs, voulut le vérifier
sur lui-même en 1863. Pendant plusieurs jours de suite, il prit, par
jour, trente-deux grands verres d'eau de la source du Boulou, sans
éprouver le moindre symptôme de congestion cérébrale ; mais il
constata après quelques jours, ainsi qu'on pouvait s'y attendre,
une excitation assez vive du côté des reins et de la vessie, et des
émissions abondantes de fluide prostatique. Le troisième jour, il se
produisit un effet purgatif très-prononcé, mais sans douleur, et qui
coïncida avec un accroissement considérable de l'appétit. Ces éva-
cuations diminuèrent rapidement, l'appétit se soutint, et les diges-
tions continuèrent à s'effectuer avec une rare facilité.

détails pour faire ressortir la haute valeur thérapeutique de nos eaux. Nous aurions même pu, si nous avions voulu nous adresser spécialement aux médecins (1), nous dispenser d'exposer la nomenclature des maladies auxquelles elles conviennent. — Nous ferons seulement observer que le voisinage de la mer et des nombreux établissements balnéaires qu'offrent nos côtes, celui de stations thermales sulfureuses de premier ordre, Amélie, Moligtz, Olette, la Preste, Vernet, les Escaldes, etc., et le climat des Pyrénées-Orientales, constituent encore en faveur du Boulou un bien précieux avantage sur Vichy, avantage qui doit être pris en sérieuse considération par les médecins et par les malades. Combien n'y a-t-il pas d'états morbides qui réclament l'usage successif ou simultané des eaux sulfureuses, ou des bains de mer et des eaux alcalines ferrugineuses (2)?

(1) Nous serons heureux d'adresser à MM. les Médecins et à MM. les Pharmaciens qui nous en exprimeront le désir un ou plusieurs exemplaires du mémoire remarquable dans lequel M. le professeur Béchamp a exposé les résultats de ses recherches sur nos eaux en 1863 et 1869.

(1) Les médecins distingués qui dirigent l'hôpital militaire d'Amélie ont depuis longtemps compris et constaté le parti avantageux qu'on peut retirer dans plusieurs affections de l'emploi simultané des eaux sulfureuses et des eaux à la fois toniques, reconstituantes et dépuratives, du Boulou. Aussi cet établissement, qui occupe le premier rang parmi les hôpitaux militaires de la France, consomme-t-il annuellement de dix-huit à vingt mille bouteilles de nos eaux. Nous sommes convaincus que, dans un avenir même peu éloigné, le gouvernement se décidera à établir au Boulou une succursale de Vichy pour les soldats et les marins qui reviennent des colonies atteints de cachexie paludéenne, d'anémie, d'engorgement du foie et de la rate, et auxquels le climat du Boulou convient

Dans un travail plus étendu et plus spécialement médical nous nous proposons de relater des observations pleines d'intérêt sur les effets thérapeutiques des eaux du Boulou. Sans vouloir dépasser les limites qui conviennent à une simple notice presque exclusivement destinée aux personnes étrangères à la science médicale, nous croyons cependant devoir citer succinctement quelques faits propres à donner une idée des résultats que l'on peut retirer de l'usage méthodique, et quelquefois même exagéré, de nos eaux.

I. — Engorgement du foie et de la rate

A la suite des fièvres paludéennes ou d'un séjour prolongé dans les Colonies.

C'est surtout dans ces affections, quelquefois si graves et si opiniâtres, que les eaux du Boulou jouissent d'une efficacité qui tient presque du prodige. Plusieurs chirurgiens de la marine les ont expérimentées sur eux-mêmes,

beaucoup plus que celui de Vichy. Des faits nombreux, constatés par des officiers et des médecins de la marine impériale, nous inspirent cette conviction. — Un ancien médecin principal de l'armée, honorablement connu dans le monde médical, par de nombreux et importants travaux et par ses recherches récentes sur les effets de la médication arsenicale, M. le docteur W..., qui a étudié à plusieurs reprises, sur place et à Amélie, l'action de nos eaux, les considère comme devant être très-utiles dans certains cas pour le traitement de la phthisie tuberculeuse, en raison de leur action tonique reconstituante et à cause de la présence de l'arsenic qu'elles contiennent à très-faibles doses; il en conseille, en outre, l'usage aux personnes des deux sexes ayant dépassé soixante ans, que leur âge et leur constitution prédisposent à des apoplexies séreuses.

à leur retour du Sénégal, de Grand-Bassam, du Mexique, de la Guyane, etc., et ils sont unanimes à proclamer la supériorité de ces eaux sur celles de Vichy. De l'avis de quelques-uns de ces médecins, dont nous pourrons invoquer le témoignage en temps opportun, le Boulou, par la merveilleuse efficacité de ses eaux, par son climat et sa position à proximité de Port-Vendres et d'Amélie, est destiné à rendre les plus grands services à notre armée de mer.

M. de C..., officier supérieur de la marine, avait contracté plusieurs maladies graves pendant un séjour prolongé dans les colonies : fièvre jaune, fièvres intermittentes opiniâtres, suivies d'engorgements viscéraux, d'ictère, d'œdème général et de catarrhe de la vessie. Cet état déjà si sérieux se compliquait, en outre, d'une affection rhumatismale très-intense. N'ayant pu tolérer les eaux de Vichy, M. de C.... fut envoyé à la Preste, dans un état presque désespéré; il ne put atteindre cette station thermale et fut forcé de s'arrêter à Amélie, dont les eaux combattirent efficacement l'affection rhumatismale. Mais l'ictère, les engorgements, le catarrhe vésical, dû probablement à un engorgement de la prostate, ne furent point modifiés. L'usage des eaux du Boulou fut alors conseillé, et un mois après M. de C... quittait les Pyrénées jouissant d'une santé parfaite. Il y est revenu plusieurs années de suite pendant les mois de novembre et de décembre, mais, selon sa propre expression, *par reconnaissance*, car la guérison ne s'est pas démentie.

II. — Maladie de la peau

M. J.. ancien cafetier d'un village du département de l'Aude, âgé de cinquante ans, d'une constitution très-forte et d'un tempérament sanguin, éprouvait depuis plusieurs années des douleurs rhumatoïdes très-vives dans le bras droit, qui était en même temps le siège d'un eczéma chronique, contre lequel il avait inutilement employé sans succès les traitements les plus variés et les eaux sulfureuses d'Olette et de Moligt. Amené au Boulou, pendant l'été de 1864, pour accompagner sa femme malade, il se décida, sur les conseils de quelques habitués du Boulou, à faire usage des eaux. Il but 20 verres dès le premier jour, 30 verres le lendemain, et arriva, en moins de cinq jours, à prendre, en vingt-quatre heures, la dose effrayante de 60 grands verres : il n'éprouva qu'un effet purgatif modéré, mais soutenu, et une augmentation prodigieuse d'appétit. En moins de vingt jours l'eczéma disparaissait, emportant avec lui les douleurs rhumatoïdes. Un an après, nous avons revu M. J...; ni les douleurs, ni l'éruption n'avaient reparu.

III. — Affections spécifiques invétérées ou larvées

M. de Z..., lieutenant d'infanterie, âgé de trente-sept ans, doué d'une constitution athlétique et d'un tempérament sanguin très-prononcé, avait contracté, en 1853, alors qu'il était sous-officier en garnison à Paris, un ulcère spécifique, qu'il s'était borné à faire cautériser par ses camarades, à l'aide d'un procédé usité dans les casernes. Pendant les campagnes de Crimée et d'Italie, sa santé n'éprouva pas d'altération appréciable. En 1860, des camarades, en se baignant avec lui dans une rivière, lui firent remarquer une large tache jaunâtre qui occupait une grande partie de la poitrine et de l'abdomen. Le médecin du régiment, consulté, diagnostiqua une simple tache hépatique sans gravité ; mais, sur les instances de M de Z.., il prescrivit un traitement spécifique, qui fut bientôt abandonné et qui n'amena aucun changement dans l'étendue et dans l'aspect de cette tache. A la fin de l'hiver de 1863, se trouvant en garnison au fort Amélie, M. de Z... prit, d'après les conseils du médecin de l'hôpital militaire, qui avait porté le même diagnostic que son collègue, plus de trente bains sulfureux qui ne produisirent pas d'effet sensible. Au mois d'août suivant, pendant qu'il tenait garnison dans la forteresse de Bellegarde, il consulta M. le docteur C... qui se trouvait en ce moment au Boulou, et qui porta le même diagnostic que ses deux confrères. Dans le but de calmer les craintes de cet officier, M. le docteur C.., qui considérait comme exagérée l'opinion de quelques médecins du pays sur l'efficacité des eaux du Boulou dans le traitement des affections cutanées et surtout des affections spécifiques, conseilla néanmoins l'usage de ces eaux en bains et en boisson, à la dose de deux à trois litres par jour. Après le dixième bain, M. de Z.., qui affirmait ne pas savoir encore en quoi consistait une simple indisposition, commença à ressentir un malaise général, bientôt suivi d'une fièvre ardente, de dou-

leurs lancinantes sur le front et sur la poitrine, de symptômes
de pharyngite et d'amygdalite, et, pour la première fois de sa
vie ; cet officier dut garder le lit quatre ou cinq jours. Quand il
redescendit au Boulou, il était méconnaissable ; le diagnostic
ne pouvait plus être douteux et il ne le fut ni pour M. le docteur C..., ni pour M. le docteur F..., d'Amélie, qui, consta-
tèrent les symptômes suivants : amaigrissement considérable,
couronne des plus caractéristiques recouvrant les régions
frontale et temporale, engorgement des ganglions cervicaux,
ulcération des amygdales. La tache avait pris une couleur lie
de vin, et la poitrine et l'abdomen étaient recouverts de nombreuses plaques et d'ulcérations sur la nature desquelles on
ne pouvait se méprendre : — l'usage des eaux *intùs et extrà*
fut repris, concurremment avec celui de l'iodure de potassium.
Au bout de deux mois et demi, tous les symptômes avaient
disparu ; l'usage de l'iodure fut continué pendant trois mois
encore. En 1867, M. de Z... nous donnait de ses nouvelles : il
jouissait d'une santé parfaite, et la prétendue tache hépatique
n'avait pas reparu.

IV. — Hématémèse (Vomissement du sang)
Attribuée à un ulcère chronique simple de l'estomac.

Mlle M..., douée d'une assez bonne constitution et d'un
tempérament légèrement lymphatique, avait joui d'une très-
bonne santé jusqu'à l'âge de trente-six ans. A cette époque,
à la suite de chagrins violents et de fatigues, sa santé s'altéra
rapidement, et les symptômes qu'elle présenta amenèrent son
médecin à admettre l'existence d'un ulcère simple de l'es-
tomac : amaigrissement considérable, perte des forces, vo-
missements de sang très-irréguliers ; tantôt inappétence et dé-
goût absolu, tantôt désir de manger, que la malade ne pouvait
satisfaire à cause des douleurs que provoquait l'ingestion des
aliments solides : douleurs vives, lancinantes, térébrantes
dans la région épigastrique, douleurs s'exaspérant sous la
pression, sans que, malgré la maigreur extrême du sujet, on
pût constater la moindre tumeur. Cette situation durait depuis près de trois ans et s'aggravait de plus en plus, lorsqu'on
conseilla à Mlle M... l'emploi des eaux du Boulou. Depuis
plus d'un an, cette malade ne supportait plus que de faibles
quantités de lait froid et de bière. Elle arriva au Boulou en
septembre 1867. L'eau de la source St-Martin fut administrée
au début, à la dose de deux petits verres en six fois, et mi-
tigée avec du lait. Cette dose fut augmentée lentement et

portée au plus à six petits verres Au bout de quinze jours,
les potages gras, le chocolat, la volaille rôtie, étaient déjà
tolérés. Mlle M..... quittait le Boulou après vingt-cinq jours,
digérant presque toute espèce d'aliments: les douleurs épigas-
triques avaient cessé, le vomissement de sang ne s'était plus
reproduit, et la malade pouvait faire, sans fatigue, des prome-
nades de plusieurs kilomètres.

V. — Gastralgie
Subordonnée probablement à une diathèse herpétique

M. D..., âgé de cinquante-cinq ans, doué d'une bonne constitution et d'un tempérament légèrement sanguin, et soumis
par la nature de ses fonctions à une vie très-sédentaire, était
atteint, depuis longues années, d'une gastralgie très-intense,
contre laquelle il avait épuisé sans succès les traitements les
plus variés, et une saison passée à Vichy n'avait produit
aucune amélioration. Tous les deux ou trois mois, quelquefois même tous les mois, M. D... éprouvait des crises d'une
intensité effrayante et qui, plus d'une fois, ont mis sa vie en
danger. Une crise de vingt-quatre heures suffisait pour pro-
duire un amaigrissement très-sensible. M. D... n'accusait,
en fait d'éruptions herpétiques, qu'un léger eczéma, siégeant
sur la cuisse droite et qui avait disparu depuis longtemps,
avant l'apparition des phénomènes gastralgiques. Cependant
son teint, la blancheur et la finesse de sa peau et surtout des
antécédents héréditaires parfaitement établis, pouvaient faire
soupçonner l'existence d'une diathèse dartreuse. M. D. se
décida à venir au Boulou en 1864. Il n'y passa que dix-huit
jours, prenant tous les jours un bain et quatre à cinq verres
d'eau à doses fractionnées. Après le huitième bain, une éruption, formée de petites vésicules qui se desséchèrent rapidement, se manifesta sur tout le corps, accompagnée de prurit
très-pénible. Les crises gastralgiques n'ont plus reparu, et
M. D..., qui revient à peu près tous les ans passer dix
jours au Boulou, peut maintenant user de toute espèce d'a-
liments sans en être incommodé.

VI. — Dyspepsie (Difficulté de digérer)

La dyspepsie est un symptôme commun à beaucoup
de maladies aiguës ou chroniques très-différentes et doit

exiger, par conséquent, l'emploi de moyens très-variés. Nous ne pouvons donc pas prétendre que les eaux du Boulou peuvent être utilement appliquées au traitement de toutes les dyspepsies. Il en est même pour lesquelles son usage pourrait être dangereux. Nous n'hésitons pourtant pas à dire que nos eaux agissent avec une grande efficacité dans un grand nombre de cas, et *toujours* dans ceux où la dyspepsie dépend d'un état d'atonie du tube ou d'une partie de l'appareil digestif ou du foie.

En 1863, la baronne de M..., des environs de Toulouse, âgée de trente-cinq ans, d'une constitution frêle et d'un tempérament très-nerveux, se trouva atteinte d'une dyspepsie presque absolue, à la suite d'une affection typhique. Le célèbre docteur Dieulafoy, son médecin, lui conseilla l'usage des eaux du Boulou. Au moment de son arrivée, qui n'avait pas été annoncée, nos principaux appartements du premier étage étant occupés, Mᵐᵉ de M..., qui était d'une faiblesse telle qu'elle était obligée de se faire porter par ses domestiques, repartit immédiatement, et de Perpignan elle envoya une dépêche à M. Dieulefoy, qui lui répondit : « Le Boulou ou Vichy ». Mᵐᵉ de M... revint et se logea au village. Elle venait tous les jours à la fontaine en chaise de poste. Après douze jours, elle faisait le trajet à pied et digérait déjà bien la viande grillée et rôtie. Elle quitta le Boulou dans un état très-satisfaisant, se promettant bien d'y revenir si la dyspepsie reparaissait. Elle n'est plus revenue.

VII. — Catarrhe vésical

Malgré leur réputation si légitime, malgré leur efficacité incontestable et incontestée, qui leur assigne un des premiers rangs, sinon le premier, parmi les eaux de la France et même de l'Europe, pour le traitement des affections des voies urinaires, les eaux de la Preste sont impuissantes ou peu efficaces dans quelques variétés de catarrhe vésical. Plusieurs faits que nous avons eu l'occasion d'observer nous autorisent à affirmer que les eaux du Boulou, qui ne peuvent avoir la prétention de rivaliser avec celles de la Preste pour le traitement des maladies de cette classe en général, jouissent néanmoins d'une efficacité très-remarquable dans des cas où ces dernières sont peu efficaces ou absolument impuissantes. C'est surtout dans les catarrhes de la vessie, dus à un engorgement de la prostate, que nos Eaux jouissent d'une supériorité marquée sur celles de la Preste. Nous ne citerons qu'un exemple à l'appui de notre assertion, et nous choisissons à dessein le suivant, quoique la guérison ait été compromise par une imprudence du malade :

M. X., âgé de soixante-huit ans, était atteint depuis quelques années d'une dysurie (difficulté d'uriner), que le professeur Alquié, de Montpellier, avait attribuée à un engorgement de la prostate. Malgré l'usage des eaux d'Olette et de la Preste, la maladie empira progressivement. M. P.... se rendit au Boulou au mois d'août 1864. Lorsqu'il arriva, il se trouvait dans un état de faiblesse et d'émaciation tel, que sa situation paraissait désespérée. Ce malade était forcé de recourir à chaque instant à l'introduction, toujours très-douloureuse, d'une sonde d'un très-petit calibre ; les urines présentaient tous les caractères propres à un catarrhe vésical des plus graves. Il y avait insomnie, inappétence, fièvre hectique. Malgré la gravité de cette situation, l'eau du Boulou fut administrée d'abord par quart de petit verre, avec addition de décoction de chiendent et d'orge. Au douzième jour, la dose, augmentée progressivement, ne dépassait pas quatre petits verres, et déjà une amélioration très-notable s'était produite. Les urines, moins boueuses, contenaient de grandes quantités d'un fluide laiteux, qui s'échappait par jets intermittents ; le malade n'urinait plus que dix à douze fois en vingt-quatre heures, et presque toujours sans le secours de la sonde. L'engorgement de la prostate diminuait rapidement, la fièvre avait cessé, l'appétit et le sommeil étaient revenus ; les forces et le moral s'étaient relevés. La guérison paraissait assurée, lorsque M. P... commit l'imprudence funeste, d'après les conseils de quelques compagnons de buvette, de boire huit grands verres d'eau en moins d'une heure. Une inflammation très-vive en fut la conséquence. La rétention d'urine et la fièvre reparurent, et, malgré l'âge du malade, il fallut faire une application de sangsues. M. P... dut être renvoyé chez lui. Les symptômes aigus se calmèrent peu à peu ; mais la guérison ne fut pas aussi complète qu'elle l'aurait été sans cette imprudence.

VIII. — Diarrhée chronique très-grave

Malgré l'opposition qui existe entre la diarrhée et la constipation, ces deux phénomènes morbides peuvent, dans certains cas, reconnaitre des causes analogues ou même identiques, telles, par exemple, que l'atonie, la faiblesse, la paralysie du tube ou d'une partie du tube digestif. Dans les diarrhées et dans les constipations dues à ces causes, les eaux du Boulou jouissent de la plus remarquable efficacité.

La vallée de l'Hérault fut ravagée, en 1850 ou 1851, par une terrible épidémie de suette miliaire, qui y fit de nombreuses victimes. A partir de cette époque, il se déclara dans plusieurs localités, et notamment à Pézenas, une diarrhée à laquelle, malgré les traitements les plus variés et les plus intelligents, ont succombé peu à peu près des neuf dixièmes des personnes qui en ont été atteintes. M. G..., maitre plâtrier, âgé de quarante-sept ans, homme doué d'une constitution et d'une énergie morale peu communes, avait contracté cette cruelle maladie. Il en était atteint depuis plusieurs années, et il n'avait résisté aussi longtemps que grâce à sa constitution exceptionnelle et aux soins intelligents et dévoués dont il était l'objet. Amené fortuitement au Boulou dans le courant de l'automne de 1866, il fit usage des eaux, d'après les conseils du médecin de l'Etablissement, et, en moins de quinze jours, il repartait guéri. — M. C..., commissionnaire en vins, atteint de la même maladie, était considéré comme irrévocablement perdu, et sa fin paraissait prochaine. Cédant aux conseils de son compatriote G... et de M. le docteur Ménard, M. C... se décida à se faire transporter à petites journées au Boulou. Sa faiblesse était telle, que les domestiques de l'Etablissement devaient le porter de l'hôtel à la fontaine, distante à peine de 50 mètres. Un mois après, M. C... chassait le lièvre dans les montagnes qui avoisinent le Boulou, et il jouit depuis lors de la santé la plus florissante.

IX. — — Hépatite (Inflammation du foie)
Avec jaunisse et hydropisie consécutives

Mme Vᵉ P...., de Montpellier, âgée de trente-huit à quarante ans, fut atteinte, vers 1864 ou 1865, d'une hépatite très-grave, accompagnée de jaunisse et d'une infiltration générale. Sa situation paraissait à peu près désespérée au yeux de sa famille, de son médecin, M. le docteur Cellarier, et de M. le professeur Combal, appelé plusieurs fois en consultation. Malgré la gravité de son état et son extrême faiblesse, cette malade fut transportée au Boulou, et, après un séjour de trois semaines, elle en repartait dans un état des plus satisfaisants. Elle y revint quelques mois après et en repartit complétement guérie. Cette guérison ne s'est pas démentie jusqu'à ce jour.

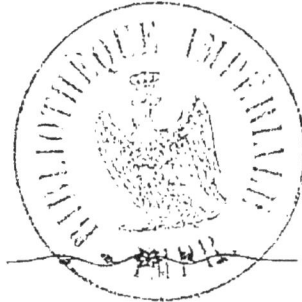